LEÇONS

SUR LES

MALADIES CHIRURGICALES

DE LA FEMME

PAR

Le Docteur BERRUT

PREMIÈRE LEÇON

LES HOPITAUX ET LA POLICLINIQUE

Prix : 1 fr. 25

PARIS

LIBRAIRIE LOUIS LECLERC

14, RUE DE L'ÉCOLE DE MÉDECINE, 14.

1875

LEÇONS

SUR LES

MALADIES CHIRURGICALES

DE LA FEMME

PAR

Le Docteur BERRUT

PREMIÈRE LEÇON

LES HOPITAUX ET LA POLICLINIQUE

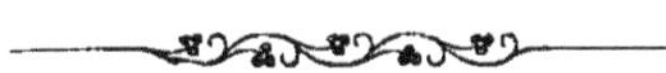

PARIS

LIBRAIRIE LOUIS LECLERC

14, RUE DE L'ÉCOLE DE MÉDECINE, 14.

1875

Pendant la durée de l'année scolaire, du 1er novembre au 31 août :

Jeudi, à 9 h. du matin : *Consultations libres.*

—   à 11 h. du matin : *Leçon clinique libre.*

Vendredi et samedi, à 9 h. : *Leçons particulières.*

LEÇONS

SUR LES

MALADIES CHIRURGICALES

DE LA FEMME

PREMIÈRE LEÇON
LES HOPITAUX ET LA POLICLINIQUE

MESSIEURS,

En commençant la huitième année de ces conférences pratiques sur les maladies chirurgicales de la femme, il ne me paraît pas hors de propos de bien déterminer de nouveau devant vous le but que je me propose d'atteindre, et de vous faire connaître l'espérance que je conçois pour l'avenir de la science libre.

Notre but est d'étendre l'action de cette policlinique, de cette clinique de la ville où nous donnons des consultations aux femmes qui viennent les demander, et d'où nous nous rendons au domicile de celles dont l'affection réclame une opération chirurgicale.

Notre espérance est de puiser de plus en plus complètement, dans la fréquentation de nos malades, les éléments d'un enseignement dégagé de toute protection, d'un enseignement absolument libre.

Aujourd'hui, une femme atteinte d'une affection médicale, d'une pneumonie, d'un rhumatisme, peut être traitée dans sa maison par le médecin officiellement chargé des secours médicaux à domicile; mais les secours de la chirurgie n'étant accordés que dans les hôpitaux, si elle est affectée d'une maladie chirurgicale telle qu'un déplacement de la matrice, un cancer, un polype de l'utérus, une fistule vésico-vaginale, une tumeur de l'abdomen, une tumeur du sein, elle entend fatalement ces paroles : « Ma pauvre femme, il nous est impossible de soigner convenablement cette maladie chez vous. Il vous faut des appareils que nous ne pouvons vous appliquer ici; il vous faut soumettre à une opération qu'on ne peut vous pratiquer qu'à l'hôpital, pour lequel je vais vous donner une lettre d'introduction. »

La malade parle de sa famille, de son mari, de ses enfants dont on l'oblige de se séparer. Elle gémit, elle pleure, et se laisse transporter à l'hôpital. Elle n'a pas à choisir.

L'œuvre à laquelle nous consacrons nos efforts, c'est de lui créer la possibilité du choix entre l'hôpital et sa maison, en lui offrant de lui donner chez elle les secours de la chirurgie dont elle a besoin.

L'opportunité d'une œuvre pareille ne s'impose pas tout d'abord à l'esprit. Les femmes indigentes trouvant dans les hôpitaux des lits prêts à les recevoir, les aliments, le linge, le chauffage, des gardes-malades, des opérateurs habiles, pourquoi les engager à se faire opé_ rer dans leur maison qui ne réunit pas les mêmes conditions favorables?

Pourquoi?

Parce qu'elles succombent presque toutes aux suites des grandes opérations exécutées au milieu d'une agglomération de malades; tandis qu'opérées dans l'isolement, elles bénéficient des chances de guérison que donne la pratique privée.

Nul n'a le droit, messieurs, d'émettre une aussi grave affirmation sans en établir la vérité.

Si nous avions les observations exactes de toutes les opérations exécutées dans les hôpitaux, et de toutes celles pratiquées en ville dans les conditions d'isolement, il suffirait de mettre en regard les résultats, en deux séries parallèles de succès et de revers. La preuve de la proposition que je viens de formuler ne serait plus qu'une question d'arithmétique. Nous ne possédons pas tous ces documents analytiques ; mais, à vrai dire, l'opinion émise par chaque chirurgien ne reposerait sur rien, si elle ne devait être considérée comme le résumé de tous les faits observés par lui, comme l'expression synthétique de ses observations, de son expérience, et depuis longtemps les chirurgiens constatent les résultats malheureux de la pratique chirurgicale dans les hôpitaux.

Pour établir cette opinion unanime des praticiens, nous ne pouvons aller au delà de l'époque où il existait une chirurgie comparable à la chirurgie actuelle, au delà de l'époque où il y a eu des hôpitaux, affectés comme les nôtres, au traitement rationnel des blessés.

Aussi n'ai-je pas le dessein de remonter aux premiers âges de l'humanité, alors que les malades venaient s'asseoir dans les carrefours et sous les portiques, ou s'accroupir à la porte du temple d'Esculape pour s'offrir aux regards des passants, et leur demander s'ils avaient souffert les mêmes maux et par quels moyens ils avaient été guéris. Chacun était obligé de donner un avis : on exécutait souvent la consultation, et, au dire d'Hérodote, le malade n'en mourait pas toujours.

Je ne m'arrêterai pas non plus au moment où les prêtres desservants du temple, profitant de cet échange de supplications et de conseils, firent de ces consultations un recueil dont la possession leur permit de se constituer en consultants plus utiles que les fidèles entrant et sortant du saint lieu ; lesquels ne pouvaient invoquer le souvenir que de leurs propres maux.

Je veux vous faire observer seulement que, pour donner plus d'autorité à leurs prescriptions, les prêtres recevaient pendant une nuit, passée sous la protection du dieu, dans le temple d'Esculape, les malades graves qui devaient attendre jusqu'au matin la réponse de l'oracle, et que plus tard l'affluence des malades les obligea d'annexer à l'édifice de vastes salles remplies de lits.

Ce n'étaient pas certainement les résultats fournis par une expérience rationnelle et précise qui faisaient les plus grands frais de ces consultations et de ces oracles ; mais, malgré leurs préoccupations d'un autre ordre, dans ce contact avec ceux qui souffrent, les prêtres recueillent des signes de maladie, des moyens empiriques de guérison ; ils rassemblent les premiers éléments d'ordre physique qui seront utilisés plus tard; en un mot, ils sont ramenés vers les réalités. Et il est digne de remarque que, quelle que soit sa confiance dans le surnaturel, l'humanité ne s'abandonne jamais elle-même.

J'en ai dit assez, messieurs, pour vous faire comprendre combien, au point de vue de la pratique actuelle où nous nous plaçons, il serait puéril de vouloir remonter aux premiers efforts de l'esprit humain, et, si dans la création de ces salles annexées au temple, il est permis de reconnaître l'origine première des hôpitaux, nous ne pouvons aller puiser dans les pratiques d'une superstition sans limites qu'on y exerçait, des documents propres à nous renseigner sur la valeur des résultats chirurgicaux de ces temps, pas plus que nous ne pourrions nous faire une idée de la pratique chirurgicale de notre époque en allant visiter les *ex-voto* suspendus aux colonnes de nos sanctuaires en renom, et compulser les registres contenant la relation des cures miraculeuses qu'ils rappellent.

Ce que furent plus tard à Constantinople, dans les premiers siècles du christianisme, les hôpitaux fondés dans les maisons d'Isidore et d'Arcadius par l'ordre de Julien et sous la direction d'Oribase, et ceux créés à Rome par les jeunes patriciennes pénitentes de Jérôme, Fabiola, Pammaque et leurs compagnes, de la famille des Fabius, des Camille, des Émile et des Scipion; et les asiles fondés à Jérusalem, Nicomédie, Antioche, Alexandrie; ce que fut en Cappadoce l'hôpital fondé à Césarée par l'initiative de Basile; ce que furent les hôpitaux de Bagdad et de Cordoue, l'hôpital de Cantorbéry fondé par Lanfranc, et les léproseries des onzième et douzième siècles; nous ne saurions le dire, pas plus que ce que furent à Lyon, Reims, Autun, Paris, les établissements fondés par Childebert, Bennadius, Brunehaut et Siagrius, saint Landry, établissements appelés hôtels-Dieu et placés auprès des cathédrales, où ils sont encore à Paris et dans plusieurs villes, comme les musulmans ont placé leur teniarkhaneh ou hôpital auprès des mosquées, comme les Grecs avaient placé leurs salles-annexes ou hôpital auprès des temples d'Esculape.

Mais nous savons que l'Hôtel-Dieu de Paris était, en 1789, une xénodochie, c'est-à-dire un établissement où l'on exerçait l'hospitalité envers les étrangers, et où, en même temps que les fiévreux et les blessés, on recevait les passants valides qu'on couchait confondus avec les malades dans des lits à six places. Une pareille organisation n'est pas de nature à nous donner une haute idée des établissements créés par les Asclépiades, ni de ceux fondés par les chrétiens de la primitive Église.

Au point de vue de la chirurgie rationnelle, quelles lumières pourrions-nous recevoir de la pratique des temps anciens? — lorsque nous reportant à une époque bien plus rapprochée de nous, nous lisons dans Guy de Chauliac que, de son temps, les gens d'armes, les chevaliers teutoniques et autres suivant la guerre, pansaient toutes les plaies avec conjurations, incantations et breuvages; lorsque cent ans plus tard, Benivieni (de Florence), qui avait pratiqué des opérations remarquables et avait poussé les soins de l'observation jusqu'à rechercher sur les morts les causes cachées des maladies, admet cependant l'efficacité de certains charmes murmurés sur une plaie, pour extraire une pointe de flèche implantée dans l'omoplate qui avait résisté aux efforts d'un grand nombre de chirurgiens.

En plein seizième siècle, Bérenger de Carpi nous donne la formule de potions qui font sortir les balles de la plaie et viennent en sortir elles-mêmes.

Marianus Sanctus parle d'un nouveau moyen de guérir les blessures, même les plus graves, par le seul moyen de l'eau claire, vive et douce, en y ajoutant quelques paroles, car, dit-il, toute la médecine consiste dans les paroles, dans les herbes et dans les pierres.

Aussi Fallope montra un certain courage, lorsqu'il osa écrire : « Imo ego attestor vulnera vidisse sanata ex « aqua etiam non benedicta. »

Vous le voyez, messieurs, pendant le règne de ces

idées superstitieuses, nous chercherions en vain des renseignements sûrs. Il faut arriver au dix-huitième siècle pour trouver des documents sérieux propres à nous éclairer sur la pratique chirurgicale des hôpitaux et de la ville; et voici les opinions émises par les auteurs les plus graves de cette époque.

Dans les treize volumes de la grande Encyclopédie du dix-huitième siècle, consacrés par Vicq-d'Azyr et ses collaborateurs à l'exposition de l'état des connaissances médico-chirurgicales de son temps, nous lisons les passages suivants :

« La plupart des malades habitent jour et nuit dans les hôpitaux. On croit d'abord que cette méthode présente quelque avantage pour leur guérison. Cependant, avec un peu de réflexion, il est facile de voir qu'elle n'a été adoptée et suivie jusqu'ici que par des motifs d'économie et pour la facilité du service auquel on sacrifie le peu de santé qui reste à ces malheureux.

« Le peu de succès des opérations chirurgicales dans les grands hôpitaux ne nous laisse aucun doute sur les dangers qu'il y a de rassembler les malades en grand nombre dans le même lieu et surtout de réunir certaines maladies dans un seul appartement.

« Il est d'expérience que les plaies de tête ne se guérissent que très-difficilement dans les grands hôpitaux.

« On a observé dans les armées que les soldats malades, obligés par nécessité des circonstances à vivre sous des tentes ou dans des chariots ambulants et mal couverts, guérissaient beaucoup plus tôt et plus sûrement que ceux qui restaient dans l'hôpital. »

Et, comme conclusion, nous trouvons à la page 391 du tome VIIe :

« Tous les pauvres qui pourront être secourus et soignés chez eux ne seront envoyés ni à l'hospice ni à l'hôpital. »

Tandis que les chirurgiens faisaient connaître combien était pernicieux pour leurs malades le séjour des hôpitaux, le gouvernement mettait à l'étude la question de la reconstruction de l'Hôtel-Dieu ; et en même temps, le 2 décembre 1786, l'Académie des sciences, émue des doléances de la population sur l'extrême mortalité qui régnait à l'Hôtel-Dieu de Paris, instituait une commission composée de Lassone, Daubenton, Tenon, Bailly, Lavoisier, Laplace, Coulomb, d'Arcet, avec mission de lui faire un rapport sur le projet de reconstruction de cet établissement. Les commissaires nous apprennent qu'ils ont demandé aux administrateurs la communication des registres de l'Hôtel-Dieu, mais qu'elle leur a été refusée : « Nous y aurions vu, dit Tenon, rapporteur, le nombre des opérations malheureuses et le petit nombre de celles qui ont pu réussir. »

Les administrateurs de l'Hôtel-Dieu se faisaient une étrange illusion en pensant que le refus de faire connaître à des hommes tels que Tenon, Laplace, Lavoisier et leurs collègues le chiffre exact de la mortalité des opérés devait être considéré comme une preuve de résultats favorables. Aussi les émotions de la conscience publique n'en trouvèrent pas moins des interprètes éloquents, au premier rang desquels il faut placer Cabanis, qui, dans ses observations sur les hôpitaux, vint associer sa voix à celle des commissaires de l'Académie des sciences.

« Dans les grands hôpitaux, dit-il, les plaies les plus simples deviennent graves, les plaies graves deviennent mortelles, et les grandes opérations ne réussissent presque jamais. Aujourd'hui on ne trépane plus à l'Hôtel-Dieu de Paris; et, si l'issue le plus souvent funeste des autres opérations suffit pour les proscrire, il ne s'en fera bientôt aucune importante dans cet hôpital.

« Je soutiens que les malades ne sont point soulagés dans les hôpitaux, et que, bien loin d'y être conservés, ils y viennent chercher de nouvelles causes de destruction.

« *Cette vérité n'est sûrement pas nouvelle* (ajoutait Cabanis il y a quatre-vingt-dix ans); mais, puisqu'elle doit suffire seule pour réformer des établissements aussi vicieux et qu'elle a été répétée tant de fois inutilement, il faut bien y revenir encore et ne point se lasser de la redire. »

S'appuyant sur son expérience personnelle et sur les observations publiées à Londres sur les hôpitaux, en 1771, par le chirurgien Aïkin, Fodéré ne veut pas qu'on traite dans les hôpitaux les malades qu'on devra opérer du trépan, les fractures composées, les plaies larges qui doivent suppurer longtemps, les plaies d'opérations, accidents peu susceptibles de guérir dans les hôpitaux et, en outre, très-sujets à en vicier l'air.

Il ajoute :

« Successivement on s'est aperçu que les hôpitaux devenaient des gouffres où s'engloutissaient les malades au lieu d'y trouver la guérison qu'ils étaient venus y chercher. L'on ne doit pas se départir du vrai principe que la vraie destination des hôpitaux est de donner la guérison aux malades ; mais, s'ils ne peuvent l'y obtenir, si, loin de là, ils infectent encore ceux qui dorment sous le même toit, c'est vouloir gratuitement faire résulter le plus grand des maux de ce qui devait produire le plus grand des biens. »

Percy nous apprend que la pourriture d'hôpital régnait constamment à l'Hôtel-Dieu de Paris, dans le
rang de la grande salle qui avait mérité le nom de
rang noir, et sur 100 blessés en voyant 95 atteints de
pourriture d'hôpital, il s'écrie avec Pouteau que les
hôpitaux sont plus nuisibles qu'utiles aux blessés.

A l'honneur de cette époque, il faut dire que la voix
des chirurgiens fut écoutée. Tous les esprits éclairés
prirent part à cette grande discussion. Déjà Voltaire,
parlant des réformes économiques de l'Hôtel-Dieu ten-
tées par M. de Chamousset, l'un des meilleurs citoyens
et des plus attentifs au bien public, avait dit :

« Dans ces établissements de charité, les inconvénients ont souvent surpassé les avantages. Une preuve
des abus attachés à ces maisons, c'est que les malheureux qu'on y transporte craignent d'y être. »

Et plus bas :

« S'il est si difficile qu'un médecin connaisse et gué-
risse une maladie d'un citoyen bien soigné dans sa
maison, que sera-ce de cette multitude de maux com-
pliqués, accumulés les uns sur les autres dans un milieu pestiféré. »

Voltaire ajoute : « La proposition de M. de Chamousset était si belle, qu'elle ne fut point acceptée. On
craignit qu'il n'en établît la possibilité en la réalisant.
Tout abus qu'on veut réformer est le patrimoine de ceux
qui ont plus de crédit que les réformateurs. »

Dans un mémoire, *Sur la nature, la forme et l'étendue
des secours à donner aux pauvres malades dans une grande
ville*, Dupont de Nemours, après des considérations
empreintes des plus nobles sentiments et pleines de
sens pratique, s'écrie : « On hésite avant d'abandonner
des institutions anciennes. Mais quel est celui qui, après

avoir consulté l'opinion publique et sa propre réflexion,
oserait proposer à l'avenir d'entasser les millions et les
malades pour que ceux-ci expirent en dévorant les
autres dans un grand hôpital. »

Cette lutte mémorable, dont je vous indique seulement les principaux acteurs, ne fut point vaine, et les
conséquences qu'elle eut doivent tourner à la confusion
de ceux qui pratiquent les habitudes commodes de
l'abstention, érigeant en doctrine que, dans l'impossibilité de supprimer les abus, mieux vaut vivre en bonne
intelligence avec ceux qui les font régner.

Le 13 avril 1791, tous les membres de la Commission hospitalière donnèrent leur démission, qui fut
acceptée, et ils furent remplacés par Moulinot, Thouret,
Aubry, Dumesnil et Cabanis.

Dès ce moment, des modifications heureuses furent
apportées dans le régime intérieur de l'Hôtel-Dieu ; et
dans les premières années du siècle, au lieu des lits à
six places dans lesquels « un malheureux donne le
scorbut à son voisin dont il reçoit la vérole, » chaque
malade eut un lit individuel ; les malades furent classés
dans des salles distinctes de médecine et de chirurgie ;
les infirmiers furent couchés dans des salles spéciales,
les vieilles masures furent démolies ; l'accès de l'air et
de la lumière fut rendu plus facile. De l'Hôtel-Dieu
furent éloignés les aliénés, évacués à Charenton, à la
Salpêtrière, à Bicêtre. Les femmes en couches, les enfants malades, les maladies de la peau, les vénériens
furent reçus dans des hôpitaux spéciaux.

De plus, pour diminuer la densité de la population
réservée à l'Hôtel-Dieu, de nouveaux hôpitaux furent
créés, tels que l'hôpital Saint-Antoine, d'autres accrus,
tels que Necker, Cochin, Beaujon, la Charité.

Le résultat de ces dispositions nouvelles a été de diminuer de moitié le nombre des décès comparé au nombre des admissions, tandis qu'au moment du rapport de Tenon, la mortalité générale, comprenant toute la population de l'Hôtel-Dieu, était de un décès sur quatre entrées; en 1840, elle n'était plus que de un décès sur neuf entrées.

Ces réformes accomplies, et se plaçant au point de vue purement chirurgical, pour établir l'influence de la densité de la population des salles sur les complications des blessures, Dupuytren, dans un rapport à l'Institut, s'exprime ainsi : « Dans des salles toujours les mêmes, toujours tenues avec la même propreté, sous des conditions semblables en tout, il suffisait d'augmenter de quelques lits seulement le nombre de ceux existants pour que les malades, qui jusque-là y avaient séjourné sans danger, vissent la pourriture d'hôpital se déclarer à la surface de leurs plaies. »

Dupuytren nous donne d'une manière synthétique le résultat de son expérience; et, après toutes les améliorations réalisées dans les conditions d'hygiène des hôpitaux, Malgaigne, pour apporter plus de précision dans la solution du problème, a fait le relevé de toutes les amputations pratiquées dans les hôpitaux de Paris, du 1er janvier 1836 au 1er janvier 1841; il a établi que, pour les amputations dans la continuité portant sur la cuisse, la jambe, le bras et l'avant-bras, 512 opérés ont donné 281 morts, plus de 56 0/0, c'est-à-dire plus de 1 mort sur 2 opérés.

Dans les hôpitaux de Londres, où les salles sont plus petites et les chirurgiens plus nombreux, la mortalité de ces mêmes amputations n'atteint pas tout à fait 30 0/0.

Dans l'État de Massachussets, où les salles sont encore moins peuplées, de 1832 à 1850, sur 139 grandes amputations, il n'y a eu que 39 morts, ou 22 0/0.

« A quoi tiennent ces différences ? ajoute Malgaigne ; j'en ai signalé pour nos hôpitaux deux causes principales : l'étendue des services et la grandeur des salles. Evidemment un chirurgien chargé de 100 blessés ne peut accorder à tous les mêmes soins que s'il n'en avait que 50, et non moins évidemment, dans une salle de 80 lits, toutes choses égales d'ailleurs, l'air est plus vicié que dans une salle trois on quatre fois moindre. Les conditions les meilleures sont celles d'un opéré qui habite seul sa chambre, où il reçoit seul la visite de son chirurgien. »

Aussi, en 1849, M. Bouchardat, aujourd'hui professeur d'hygiène à la Faculté, écrivait : « Si nous avions une grande opération à subir, nous aimerions mieux l'endurer dans un grenier, sur un grabat, avec du pain et une cruche d'eau, que de courir les chances de l'infection purulente à l'hôpital. »

Telles étaient les conclusions formulées il y a vingt ans, et depuis, il serait injuste de ne pas reconnaître que de nouvelles et importantes améliorations ont été apportées dans les constructions et le régime intérieur des hôpitaux. Voyons au point de vue du traitement des blessures quel en a été le résultat, et mettons-le en regard des succès et des revers de la chirurgie de la ville.

Jusqu'à présent nous avons établi sur des preuves authentiques la grande mortalité qui règne chez les opérés des hôpitaux, et nous nous sommes contenté de faire entrevoir qu'en ville, dans les conditions d'isolement, la mortalité était moindre. Cette conclusion se dégage en effet, d'une manière générale, de l'opinion émise par tous les praticiens. Mais, pour fonder des convictions, les appréciations générales et vagues sont insuffisantes. Pour acquérir le droit de dire que la mortalité des opérés est plus grande dans les hôpitaux qu'en ville, il faut déterminer la proportion exacte de la mortalité dans les deux conditions d'agglomération et d'isolement des malades.

Se livrant à cette étude comparative à la fois plus complète et plus précise de la pratique chirurgicale, un chirurgien qui a exercé pendant longtemps dans les hôpitaux, le célèbre professeur d'Edimbourg, dont la gynécologie déplore la perte récente, James Simpson, a posé de nouveau dans le congrès de Leeds, tenu en 1869, la question de l'hospitalisme et a fait connaître le résultat des opérations qu'il a pu rassembler; il a réuni les observations de six mille cas d'amputations pratiquées dans les hôpitaux, dans les villes et dans les campagnes.

De ses travaux, il résulte que la mortalité des opérés est dans un rapport proportionnel avec la densité de la population des salles.

Ainsi, pour les cas d'amputations, la moyenne des morts est la suivante :

En France.

Dans les grands hôpitaux de Paris sur 100 opérés, 62 morts.

En Angleterre.

Dans les hôpitaux de 600 à 300 lits sur 100 opérés, 41 morts.
 —   de 300 à 200 lits sur 100 —   30 —
 —   de 200 à 100 lits sur 100 —   23 —
 —   de 50 à 25 lits sur 100 —   18 —
 —   de moins de 25 lits sur 100 —   14 —
Dans les chambres individuelles sur 100 —   '11 —

Lorsque la statistique porte sur un petit nombre

d'observations, on peut lui reprocher d'exprimer le résultat de faits exceptionnels ou bien de se baser tantôt sur une succession fortuite de cas malheureux, tantôt sur une série éventuelle d'opérations favorables ; tandis que, quand elle puise ses résultats dans une grande multitude de faits, elle comprend nécessairement les cas les plus variés, les plus légers comme les plus graves, et elle est alors l'expression de la réalité pratique.

Pour vous montrer l'étendue de la surface d'observation sur laquelle sont basées les moyennes de mortalité données par Simpson, je crois devoir emprunter quelques chiffres exacts aux graves documents que nous lui devons.

Dans 244 amputations de l'avant-bras faites dans les hôpitaux, il y a eu 1 mort sur 6 opérés.

Dans 377 amputations de l'avant-bras faites dans les conditions d'isolement, il y a eu 1 mort sur 188 opérés, c'est-à-dire que, pour cette opération, la mortalité dans les grands hôpitaux a été trente fois plus grande que dans les conditions d'isolement.

Dans 2,083 amputations pratiquées sur des malades réunis dans les hôpitaux, il y a eu 825 morts.

Dans 2,038 amputations pratiquées sur des malades isolés, il y a eu 226 morts.

C'est-à-dire que, des 2,083 malades opérés dans les hôpitaux, 599 ont succombé qui auraient été guéris si on les eût opérés dans les conditions d'isolement.

Ces résultats comprennent les amputations pratiquées sur les hommes et sur les femmes. En étudiant les suites des amputations exclusivement sur les femmes dans les divers hôpitaux, nous trouvons les chiffres suivants puisés dans la statistique de l'Assistance publique; ils nous font voir la part qui, dans cette mortalité, revient à la femme.

Femmes.

Amputations de la cuisse........	1861	Moy. de la mortalité 33	0/0.
— —	1862	—	75 —
— —	1863	—	60 —
— —	1864	—	70 —
Amputations de la jambe........	1861	—	100 —
— —	1862	—	75 —
— —	1863	—	50 —
— —	1864	—	100 —
Amputations du pied...........	1862	—	100 —
Amputations des orteils........	1862	—	50 —
Amputations de l'avant-bras.....	1864	—	100 —
Désarticulations coxo-fémorales..	1864	—	100 —

Je me hâte d'ajouter que ces moyennes, quoique représentant la vérité pratique, portent heureusement sur un petit nombre de cas. Par exemple, la désarticulation coxo-fémorale, indiquant une mortalité de 100 pour 100 est une opération rare, se produisant chez la femme, dans un grand hôpital, une ou deux fois par an, et la moyenne 100 pour 100 signifie, non pas qu'il y a eu 100 décès à la suite de cette opération, mais autant de mortes que d'opérées. Loin de moi la pensée de contribuer, par défaut d'explication, à assombrir encore un si lugubre tableau.

Je viens de dire que les cas d'amputations étaient relativement peu fréquents chez la femme ; mais on observe chez elle des cas nombreux de hernies étranglées inguinales, ombilicales et surtout crurales, nécessitant l'opération du débridement, et voici les résultats des opérations pratiquées sur les femmes, non plus sous la forme d'une moyenne de mortalité, mais avec des chiffres dont chaque unité représente une femme opérée :

*Opérations de hernies étranglées pratiquées sur les femmes à l'Hôtel-Dieu,
Pitié, Charité, Saint-Antoine, Necker, Beaujon, Lariboisière, Saint-Louis.
Maison-Dubois.*

	Femmes opérées.	Guéries.	Mortes.
1861	22	3	19
1862	27	9	18
1863	43	9	34
1864	24	10	14
	116	31	85

Mais, messieurs, ce ne serait pas suivre une direction pratique que de donner, dans l'étude des maladies chirurgicales des femmes, une place prépondérante, soit aux hernies, soit aux amputations. Sans doute, comme l'homme, la femme peut être atteinte dans toutes les parties de son corps ; mais si, par la nature de ses travaux, l'homme, constamment en rapport avec les corps extérieurs auxquels il applique ses forces musculaires, est le plus souvent blessé dans les leviers et les organes actifs de son appareil locomoteur, c'est dans l'appareil de la génération que se produit, dans la grande majorité des cas, le traumatisme chez la femme, et ce traumatisme, nous le rencontrons chez elle :

1° Dans les phénomènes physiologiques ;

2° Dans les phénomènes pathologiques ;

3° Dans les phénomènes thérapeutiques ou opératoires.

Nous l'examinerons sommairement sous ce triple aspect.

1° Gravité, dans les hôpitaux, du traumatisme de l'appareil génital de la femme au point de vue physiologique.

Activité intermittente de la vie de l'homme, la génération est toute la vie de la femme, et je ne fais qu'exprimer une vérité évidente pour tous en disant que

cette fonction met la femme dans un état de traumatisme permanent.

A partir de l'âge de quatorze ans dans nos climats,
douze fois par an, la déhiscence d'une vésicule de de
Graaf amène une plaie de l'ovaire qui est à peine cica-
trisée quand la ponte périodique à la fin du mois en
rouvre une nouvelle. L'hémorrhagie extérieure est le
signe sensible de la blessure interne, et cet état dure
jusqu'à la convalescence de la blessée, à l'âge critique,
c'est-à-dire jusqu'au moment où, n'étant plus soutenue
par l'enthousiasme de la création, la femme fait, pour
ainsi dire, le bilan de ses fatigues accumulées dans les
joies et les douleurs de son passé.

Jusque-là, chaque acte de la vie génitale est pour
elle un acte traumatique.

A peine la menstruation, c'est-à-dire la puberté, est
établie, c'est par effraction que l'organe copulateur, à
travers l'hymen rompu, va évoquer les germes pour
les féconder. *Prima venus debet esse cruenta.*

Chaque fécondation brise une vésicule ovigène, en
extrait l'ovule et laisse l'ovaire mutilé.

L'ovule fécondé devient plus tard embryon, fœtus, et
c'est violemment encore qu'il fait éclater les membranes
de l'œuf, afin de sortir de la matrice, désormais trop
étroite pour suffire au développement que comportent
ses destinées.

C'est par un dernier acte de violence qu'il se libère
complètement de la femme et s'individualise par la rup-
ture des liens vasculaires qui l'attachaient à l'organisme féminin. Il n'y tiendra plus dès ce moment que
par des rapports d'un ordre nouveau, par l'application
intermittente de ses lèvres sur le sein maternel. Il est
détaché de la mère, mais cette séparation a laissé sur

l'utérus une blessure qui saignera longtemps et long-temps maintiendra la femme sous l'imminence des accidents puerpéraux.

Ces considérations sur l'histoire naturelle de la femme nous expliquent pourquoi, en regard des résultats des lésions chirurgicales communes à l'homme et à la femme, tous les praticiens placent les résultats de la grande lésion chirurgicale propre à la femme, de la blessure que produit en elle l'accouchement, et tous nous montrent la mortalité des accouchées marchant de front dans les hôpitaux avec la mortalité des opérés.

Vicq-d'Azyr nous dit : « En France et en Angleterre, les femmes en couches sont plus exposées dans les hô-pitaux à cette maladie dangereuse à laquelle on a donné le nom de fièvre puerpérale. »

Tenon : « Il y a dans les hôpitaux une grande perte pour les femmes en couches et les opérés. »

Cabanis : « La multitude des femmes en couches que l'Hôtel-Dieu dévore, pour ainsi dire, chaque jour, efface aux yeux de l'humanité les avantages de la charité. »

Fodéré : « Les maladies aiguës des femmes en couches sont presque toujours mortelles dans les grands hôpi-taux. »

A ces témoignages viennent se joindre les apprécia-tions des chirurgiens qui ont exercé dans les hôpitaux perfectionnés de nos jours, et nous nous bornerons à vous faire connaître le jugement des plus autorisés.

En 1858, à l'Académie de médecine, M. Cruveilhier se frappait la poitrine en se rappelant avec horreur toutes les morts dont il s'était rendu responsable à la Maternité : « Alors donc, dit-il, que la fièvre puerpérale se déclare dans une maison d'accouchement, il n'y a

qu'un parti à prendre; c'est celui dont M. Paul Dubois
a pris la courageuse initiative : il faut évacuer l'hôpital
et mettre la clef sous la porte.

« Qu'en conclure? qu'il faut supprimer les maisons
d'accouchement et les remplacer par des secours à domicile. L'isolement de chaque femme dans une chambre
particulière sera la première condition favorable. »

Devant la même Académie et dans la même discussion, M. Paul Dubois disait : « Qu'il aimerait mieux voir
ces pauvres femmes accoucher dans la rue que de les
voir mettre les pieds dans nos salles d'accouchement. »

A ces jugements synthétiques, joignons des documents plus précis :

De 1802 à 1851, les femmes accouchées à la Maternité ont succombé dans la proportion de 1 morte sur
23 accouchées;

De 1852 à 1871, de 1 morte sur 13 accouchées.

Le total général des femmes accouchées à la Maternité, de 1802 à 1871, est de 170,356, donnant 8,537
décès, c'est-à-dire 1 morte sur 19 accouchées.

La proportion de mortalité dans les accouchements
faits à domicile, dans les conditions d'isolement, par le
bureau de bienfaisance, est de 1 morte sur 142 accouchées, et dans la clientèle de la Ville elle est de 1 morte
sur 322 accouchées. La proportion de la mortalité en
ville est loin d'être toujours aussi défavorable. Dans
une communication faite, en 1870, à la Société de médecine de Paris, M. Pétrequin dit que, sur 500 femmes
accouchées à Lyon et ayant reçu l'assistance privée en
ville, quelques-uns de ces accouchements ayant même
été suivis d'opérations graves, il n'y a pas eu un seul
décès à déplorer.

Ainsi, même en prenant la mortalité la plus exagérée pour la pratique de la Ville, nous trouvons :

Maternité................ 1 morte sur 19 accouchées.
Bureau de bienfaisance... 1   —   142   —
Clientèle de la ville...... 1   —   322   —

Ces chiffres établissent que le même nombre d'accouchements qui, en ville, amène la mort d'une femme, en fait succomber 17 dans les hôpitaux.

Une grande épidémie de fièvre puerpérale coûte à la seule ville de Paris plus de 500 de ses femmes admises dans les hôpitaux.

L'observation fait connaître ce premier fait commun aux opérations et aux accouchements, à savoir : qu'ils sont la cause d'une grande mortalité dans les hôpitaux. Cette ressemblance dans les résultats devait faire penser à une similitude dans les phénomènes qui les produisent. Une analyse attentive a permis de déterminer les éléments de cette analogie.

Sur la partie du corps d'où a été séparé un membre, existe une plaie d'amputation, une surface saignante;

Sur la surface interne de l'utérus d'où a été séparé le placenta existe aussi une plaie, une large surface de cruentation.

Presque toute l'étendue de la plaie d'amputation est représentée par du tissu musculaire ;

Et c'est le tissu musculaire mis à nu par la destruction de la muqueuse, qui forme la totalité de la solution de continuité utérine.

Sur la surface de section du membre amputé, on voit l'orifice des veines divisées par le couteau ;

Sur la surface d'insertion placentaire de la matrice, se montrent les canaux veineux déchirés et devenus béants par la séparation du placenta.

La plaie du membre donne lieu à un écoulement de sang d'abord, puis de pus jusqu'à la cicatrisation ;

La plaie de la matrice produit aussi un écoulement de sang d'abord, puis d'un pus appelé lochies jusqu'à la cicatrisation.

A la guérison sans fièvre traumatique de l'amputé répond la guérison sans fièvre traumatique de l'accouchée.

A l'infection putride, à l'infection purulente de l'opéré correspond l'infection putride, l'infection purulente de l'accouchée.

Mais, tandis que chez l'amputé on peut obtenir la réunion par première intention de la solution de continuité, on ne peut espérer chez l'accouchée une cicatrisation sans sécrétions purulentes, car elle ne peut bénéficier d'une réunion immédiate ; il faut à la muqueuse détruite le temps de se reproduire. Pendant tout ce temps, les lochies sont sanieuses et fétides, parce que, sécrétées au fond d'une cavité profonde, elles y séjournent avant de s'écouler au dehors, et jusqu'alors la femme demeure exposée aux éventualités les plus redoutables de la puerpéralité.

2° Gravité, dans les hôpitaux, du traumatisme de l'appareil génital de la femme au point de vue pathologique.

Mais, messieurs, si la plaie résultant de l'accouchement, qui est une fonction, produit dans les hôpitaux une mortalité comparable à celle des amputations, on ne saurait refuser au traumatisme pathologique la gravité que les faits attribuent au traumatisme physiologique de la parturition.

Plaçons-nous au point de vue de l'observation pure de toute intervention chirurgicale, et étudions les altérations pathologiques livrées à leur évolution spontanée.

Un polype s'est développé dans la cavité de l'utérus ; il est du volume d'une pomme, d'une orange. La matrice se distend ; de virtuelle, comme à l'état de vacuité, sa cavité devient effective comme dans la grossesse. Les glandes utérines s'hypertrophient, la muqueuse s'hyperémie, et, ulcérée par son contact avec la production pathologique, elle sécrète une mucosité abondante qui bientôt devient muco-pus. Cette sécrétion, en partie rejetée au dehors, est en partie retenue dans la cavité par le corps étranger placé comme un opercule sur l'orifice du col. L'hyperémie de la muqueuse arrive jusqu'à produire la déchirure des vaisseaux, et se traduit au dehors par des hémorrhagies à répétition.

La sécrétion excrétée se manifeste par une leucorrhée qui, jointe à l'hémorrhagie, épuisé les forces. La sécretion retenue fournit les éléments à la résorption, à l'infection putride.

Ces conditions sont graves partout ; mais si, avec la surface interne de l'utérus devenue une vaste plaie par la destruction de son épithélium, on place une femme dans une salle d'hôpital, n'est-ce pas substituer la certitude à une probabilité funeste ?

Le polype, abandonné à lui-même, peut suivre une autre évolution ; il prend le volume d'une tête d'adulte, d'un fœtus à terme. Par sa présence dans la cavité de la matrice, dont les parois distendues sont devenues musculaires comme dans la grossesse, il peut, à l'exemple du fœtus, provoquer la contraction de la matrice, et les contractions, le poussant vigoureusement sur l'orifice interne, le font progressivement engager dans la lumière du col utérin, qui cède à ses efforts répétés, se

laisse dilater, et le polype est expulsé de la cavité utérine et projeté dans le vagin par un mécanisme en tous
points comparable à celui de la parturition.

Le pédicule, par lequel cette production pathologique
puise les éléments de sa nutrition, adhère encore à l'u-
térus, comme après l'expulsion du fœtus le cordon om-
bilical tient encore à la matrice. Le pédicule, comprimé
violemment à son tour par les contractions des fibres
musculaires du col, est sectionné par elles. Dès lors, le
corps étranger libéré arrive au dehors. La femme a
accouché du polype ; mais il reste sur l'utérus la plaie
résultant de la section du pédicule qui, dans un hôpital,
expose la femme au même titre que la plaie résultant de
la séparation du placenta.

Bien autrement grave est la situation d'une femme
chez laquelle un corps fibreux intra-utérin se gangrène
sur place. J'ai assisté à une prodigieuse élimination de
ce genre, accomplie sur une demoiselle d'une cinquan-
taine d'années.

A diverses reprises, plusieurs années auparavant, j'a-
vais constaté une tumeur fibreuse de l'utérus s'étendant
du pubis à l'appendice xyphoïde ; le volume du ventre
était égal à celui d'une femme au neuvième mois de la
grossesse. Dans mon dernier examen antérieur, j'avais
reconnu, à la partie supérieure, un kyste indiquant un
travail d'infiltration séreuse, d'œdème, de ramollisse-
ment de la tumeur. La malade avait été vue plusieurs
fois par mon honorable ami, le Dr Goyrand (d'Aix). Il y
a environ dix ans, pendant un voyage en Provence, me
trouvant en consultation avec le médecin, frère de cette
demoiselle, je fus conduit auprès de la malade à toute
extrémité. Depuis plusieurs jours, un liquide sanieux
et fétide s'écoulait abondant par les voies génitales, en-

traînant avec lui des lambeaux de matières organiques macérées par la putréfaction et la gangrène. Le pouls était à peine sensible, la voix éteinte, la face cadavéreuse. Les faits que je connaissais m'enhardirent à proposer une large dilatation du vagin d'abord (elle était vierge) et de l'utérus ensuite, pour donner une libre issue à ces détritus putrides dans le but d'arrêter, si c'était possible, les phénomènes de résorption. Ma proposition, presque acceptée par la malade, ne le fut pas par son frère, dans la pensée de ne pas troubler l'agonie de sa sœur. Les seuls efforts de la nature ont suffi pour faire sortir en détail et fragmenté cet immense fibrôme. La tumeur a disparu ; la malade s'est complètement rétablie. Elle est encore aujourd'hui, après plus de dix ans, en pleine santé.

Nul n'oserait dire qu'une pareille élimination gangréneuse se fût effectuée aussi heureusement dans une salle d'hôpital.

3° Gravité, dans les hôpitaux, du traumatisme de l'appareil génital de la femme au point de vue de la médecine opératoire.

Si, par une action lente, l'organisme, opérant sa séparation d'une production pathologique, crée une plaie susceptible de déterminer des accidents graves, ceux-ci seront bien plus à redouter, alors que la médecine opératoire interviendra par ses procédés souvent rapides et violents.

Les guérisons spontanées de tumeurs fibreuses intra-utérines, dont je viens de vous citer un exemple, sont des faits exceptionnels ; mais la connaissance du mécanisme de leur évolution permet au chirurgien de les changer en faits ordinaires, de les réaliser pour ainsi dire à volonté, en imitant les procédés d'élimination naturelle. Pour arriver à ce résultat, il doit artificiellement dilater le col de l'utérus, dilater la cavité utérine, et aller opérer sur place la section de la production pathologique, c'est-à-dire mettre l'appareil génital de la femme dans les conditions où le place un accouchement. Or, nous avons établi combien est grave, dans un hôpital, la situation d'une femme dont l'utérus est largement ouvert à l'extérieur ; et si nous avons pu, depuis une douzaine d'années, opérer ainsi et sans accident un nombre considérable de polypes utérins, nous avouons que nous serions moins hardi dans un service hospitalier.

Encore moins appliquerions-nous la méthode, trop facilement acceptée, de recourir à des incisions utérines. Une circonstance très-fréquente, sur laquelle j'appelle toute votre attention, est celle-ci. On a constaté la présence d'un polype au col de l'utérus ; on prend jour pour faire l'opération, on arrive avec les consultants et avec les aides, on place la malade, on dispose les instruments, et, au moment de saisir le polype, on est tout étonné de voir qu'il n'est plus accessible, ni au doigt, ni aux instruments. Il est remonté dans la cavité de la matrice. Comme on est assuré de sa présence, puisqu'on l'a touché la veille et qu'on ne veut pas accepter une déconvenue, on fait sur le col utérin une incision à la commissure droite, une incision à la commissure gauche, et à travers cette voie on va saisir le polype, on l'attire en bas, et on sectionne le pédicule.

Je ne crains pas de dire que l'incision du col me paraît être une opération imprudente en ville, dans les conditions d'isolement, et déplorable à l'hôpital, dans les conditions d'encombrement. Gardez-vous d'une pareille pratique, et sachez toujours préférer au désir de faire vite la passion de faire bien, alors même que votre réputation pourrait en recevoir quelque atteinte.

Nous avons établi la gravité, dans les hôpitaux, des amputations et des accouchements.

Nous avons établi la similitude des phénomènes :

1° Physiologiques de l'accouchement spontané d'un fœtus ;

2° Pathologiques de l'accouchement spontané d'un polype ;

3° Thérapeutiques ou opératoires de l'accouchement provoqué d'un polype.

Plaçons maintenant les éléments de notre comparaison dans les limites d'une analogie plus étroite.

En pratique, les maladies de la femme peuvent être classées en deux groupes :

1° Les maladies des organes de l'appareil de la génération : ovaire, trompe, utérus, vagin ;

2° Les maladies des organes de l'appareil de la lactation : les mamelles.

Aux amputations du sein s'appliquent exactement les résultats des amputations des membres.

Aux opérations pratiquées sur les organes de l'appareil génital s'appliquent exactement les résultats des accouchements.

La statistique des hôpitaux, assez complète sur les amputations et sur les accouchements, est à peu près nulle sur la médecine opératoire de chaque appareil, et en 1874, au point de vue de la chirurgie spéciale, nous en sommes encore là où en était en 1786 Tenon, lorsqu'il voulut prouver par des chiffres l'effrayante mortalité des trépanés. Cependant, en dehors de documents officiels d'une précision irréprochable, nous pouvons trouver quelques renseignements directs pour appuyer la légitimité des rapports analogiques que nous avons établis.

Ainsi, pour les maladies de l'appareil de la lactation, les mamelles, la statistique de l'Assistance publique, dans l'année 1864, où les renseignements sont le plus étendus, nous donne :

Opérations	Améliorat.	Etat stationnaire.	Décès causés par
Sur la région mammaire, comprenant :			Cachexie cancéreuse, Erysipèle ambulant,
Cautérisation du sein,			Erysipèle gangréneux,
Amputation du sein,			Infection purulente,
Extirpation de la tumeur,			Pleurésie,
51	26	5	28

Sans nous arrêter au défaut de concordance des chiffres, ce que nous trouvons de clair dans ces résultats, c'est l'absence de toute guérison et la certitude des 28 décès.

Le congrès médical international tenu à Paris en 1867, traduisant les préoccupations des chirurgiens de tous les pays, avait mis en tête du programme de ses travaux la question suivante : *Des accidents généraux qui entraînent la mort après les opérations chirurgicales.*

M. Gosselin est venu apporter dans cette discussion le résultat de sa longue pratique dans les hôpitaux. Il nous dit que, d'abord, restant dans la doctrine de ceux qui avaient été ses maîtres, il avait cru à la fatalité de l'érysipèle, et n'avait pas jugé nécessaire de rassembler et de compter les faits. Cependant, après avoir remarqué que souvent les plaies les plus simples, les vésicatoires eux-mêmes, devenaient le point de départ de cette fàcheuse complication, il avait été amené à regarder de plus près. Dans l'espace de cinq mois, du 23 février au

20 juillet 1861, son élève, M. le Dr Fenestre, avait compté dans sen service 55 éryripèles : 35 pour les hommes et 20 pour les femmes, dont 20 s'étaient terminés par la mort.

Des cas nombreux qu'il a recueillis depuis cette époque, en leur appliquant la méthode de numération, il a conclu que, dans ses salles, l'érysipèle a été plus fréquent et en même temps plus souvent mortel chez les femmes.

Une fois son attention éveillée sur la fréquence et la gravité de cette funeste complication des plaies, la succession de quelques faits douloureux a fini par exercer une influence décisive sur sa conduite.

Il pratique deux amputations du sein, et ses malades sont emportées par un érysipèle.

Il ouvre trois fois par l'incision des abcès du sein; et trois fois il voit l'érysipèle se développer chez ses trois malades, dont deux, femmes jeunes et bien portantes avant cette cruelle maladie, ont succombé.

Dès ce moment, M. Gosselin a cru devoir modifier sa pratique à l'hôpital. Il a renoncé à amputer les tumeurs du sein, et les traite par les caustiques ; il n'incise plus les abcès de la mamelle, et les abandonne à leur évolution spontanée, sans se dissimuler les inconvénients de cette méthode, qui le met au moins à l'abri de l'érysipèle.

La conclusion pratique de l'honorable chirurgien de la Charité ne peut laisser de doute sur l'extrême gravité des opérations pratiquées sur la mamelle dans les hôpitaux.

Quant aux suites des opérations pratiquées sur l'appareil de la génération, le seul document contenu dans la statistique de l'Assistance publique pour l'année la moins incomplète, 1864, confond, sous le titre d'opérations sur l'utérus, les simples cautérisations d'un chancre vénérien et les opérations les plus graves de la chirurgie, les donnant comme des unités de même ordre. Il est difficile d'imaginer une association plus confuse. Mais l'honorable M. Boinet s'est donné la peine de relever toutes les opérations d'ovariotomie pratiquées dans les salles des hôpitaux, et il nous donne ce renseignement d'une triste précision :

Opérations d'ovariotomie.	Femmes mortes.
19	19

En présence de ces résultats, quel chirurgien oserait s'aventurer encore à pratiquer l'ovariotomie dans les hôpitaux?

Ainsi, messieurs, les amputations dans les hôpitaux donnent une mortalité hors de proportion avec celle des amputations pratiquées en ville.

Les accouchements dans les hôpitaux donnent une mortalité hors de proportion avec celle des accouchements pratiqués en ville.

Les opérations pratiquées dans les hôpitaux sur l'appareil génital et la mamelle réunissent sur la femme les conditions funestes des amputations et des accouchements, à tel point qu'un chirurgien des plus autorisés a dû renoncer à opérer les tumeurs du sein et même à inciser les abcès de la mamelle, et que nul chirurgien n'oserait désormais engager sa responsabilité en pratiquant l'ovariotomie dans une salle d'hôpital.

Obligée d'adopter, comme dans les maladies du sein, des méthodes en contradiction avec les véritables principes de la science, ou bien de voir son intervention suivie des résultats les plus déplorables, la chirurgie n'a plus rien à faire d'utile dans les hôpitaux. Elle ne peut plus que s'y compromettre.

Des faits et des considérations qui précédent, nous croyons pouvoir déduire la conclusion suivante :

S'il est nécessaire de renoncer aux accouchements et aux amputations dans les hôpitaux, il est urgent de soustraire à l'hôpital [toute femme qui devra subir une opération sur l'appareil de la génération ou sur l'appareil de la lactation.

Je limite à ces considérations sur les hôpitaux la première partie de cette conférence, que j'appellerai la partie critique, et j'aborde la deuxième partie, relative à la policlinique ou partie organique.

La nécessité de soustraire les opérés aux hôpitaux étant bien établie, il nous reste à rechercher les moyens pratiques d'exécution.

Et d'abord, est-il permis d'espérer que l'administration de l'Assistance publique résoudra utilement la question des opérations en dehors de l'hôpital?

Je ne le crois pas.

L'Assistance publique est un organe banal de charité et, par ses œuvres, on ne peut pas plus assurer des secours efficaces à tous les pauvres malades qu'on ne peut garantir par l'aumône une alimentation suffisante à tous les pauvres valides.

Aussi, depuis des siècles, la charité publique s'agite, impuissante, entre deux termes mobiles dont elle ne peut fixer le rapport : entre ses facultés et ses devoirs.

Voilà pourquoi, à l'Hôtel-Dieu de Paris, elle est arrivée, en 1800 ans, à cet humble résultat d'entasser six malades dans un lit.

Voilà pourquoi, aujourd'hui, où sa propre statistique

lui démontre à elle-même l'effrayante mortalité des opérés dans ses salles d'hôpitaux, elle n'a rien fait pour isoler ses opérés. Elle ne l'a pas même tenté.

Non-seulement l'Assistance publique est un organe de charité, mais elle est de plus une grande administration, et, suivant les réflexions de Dupont de Nemours :

« L'intelligence et l'activité de l'homme ont, comme ses forces, des bornes assez étroites et ne peuvent soutenir qu'un certain nombre d'idées et de relations ; c'est ce qui fait qu'en général les familles sont mieux gouvernées que les empires. On ne peut étendre l'ensemble qu'en négligeant les détails. Or, dans les soins à donner aux malades, les détails font tout. C'est en détail que chacun souffre ; c'est en détail qu'il a besoin d'assistance et de consolation. Aucune grande administration n'est donc propre à le secourir. »

« Il n'y a de grands établissements qui réussissent, fait remarquer Cabanis, que ceux qui sont confiés à l'intérêt personnel. Tous ceux qui exigent dans les supérieurs un grand zèle et des soins attentifs dépérissent promptement. Les hommes passent ou le zèle s'use, et les soins diminuent.

« Comment, dans un grand hôpital, donner à chaque malade ces attentions délicates qui font tout le succès des traitements ? »

Et si cette grande administration ne peut organiser d'une manière satisfaisante un service d'hôpital où la surveillance est relativement facile, comment pourra-t-elle organiser l'œuvre des opérations dans le domicile des indigents ou dans de petites maisons de santé disséminées, ayant chacune les dimensions d'une maison d'habitation ordinaire, chaque malade étant soigné dans

une chambre unipersonnelle, toutes conditions aujour-
d'hui regardées comme indispensables au traitement
efficace des blessés?

Evidemment, ce serait vouloir lui demander ce qu'elle
ne peut faire.

Aussi, messieurs, sans rééditer toutes les attaques
dirigées contre l'administration de l'Assistance publique
il faut dire avec l'honorable M. Hubert-Valleroux :
« Semblables aux mécaniciens pratiques, les administrateurs de l'Assistance publique ont reçu des ingé-
nieurs sociaux une machine toute faite; leur rôle se
borne à la faire mouvoir le moins mal possible. » Et
il faut reconnaître que la charité officielle ne peut
exercer qu'une action palliative, et qu'à son double
titre d'organe public de charité et de grande administration, comme elle l'a fait il y a vingt ans pour les
secours médicaux à domicile, comme elle vient de le faire
il y a six ans pour les accouchements, l'Assistance publique a la faculté de prendre des dispositions régle-
mentaires qui peuvent affronter théoriquement toutes
les critiques, mais qui ne peuvent échapper en pratique à la fatalité de leur origine.

L'administration de l'Assistance publique, pour
expliquer l'inefficacité de ses œuvres, se retranche plus
volontiers sur l'insuffisance de ses ressources que sur
la trop grande surface de son administration. Elle paraît
croire qu'elle pourrait organiser d'une manière satisfaisante les secours publics si elle pouvait puiser librement
dans les caisses de l'Etat. Mais l'administration des
hôpitaux militaires est là, comme une expérience
toute faite, qui se charge de lui enlever cette illusion.

Celle-ci n'est pas un organe de charité. Elle a droit à
des ressources en rapport avec ses besoins. Elle use de

son droit et elle n'est pas arrivée à une organisation meilleure de ses services de chirurgie parce que, elle aussi, est une grande administration.

Quelque douloureuse que soit l'évocation de ce souvenir, permettez-moi de le rappeler pour fixer vos convictions et pour vous donner le sentiment des résistances à vaincre.

Pendant le siége de Paris, de nombreux blessés étaient ramenés chaque jour des lignes de défense et des champs de bataille. Il y avait pour les traiter, les hôpitaux constitués et les ambulances à salles multipersonnelles organisées én hôpitaux provisoires dans les grands établissements de la Ville, au foyer de la Comédie-Française, au Grand-Hôtel, aux Tuileries. De plus, la population avait offert 26,000 lits placés dans des maisons particulières et le plus grand nombre dans des chambres unipersonnelles.

De ces blessés, un conseil répartiteur composé de chirurgiens d'hôpitaux, faisait deux parts : l'une comprenant les blessés graves dont le traumatisme exigeait une opération, l'autre comprenant les blessures légères.

Il y avait lieu d'espérer que le comité répartiteur tiendrait compte de la triste expérience acquise sur l'extrême mortalité des opérés dans les salles multipersonnelles. Il n'en fut rien. Les répartiteurs envoyaient dans les hôpitaux et les grandes ambulances les blessés à opérer. Les lits placés dans les chambres unipersonnelles étaient réservés aux blessures légères et aux convalescents.

Chacun sait si les résultats protestaient contre une pareille répartition.

Elle fut maintenue malgré les observations faites

malgré les résultats opératoires, à ce point désastreux qu'on a reculé devant leur publication.

Du fait que les pouvoirs publics, alors qu'ils en avaient les moyens, n'ont pas eu la force de sortir d'une tradition fatale sous la pression des plus grandes catastrophes, résulte cet enseignement : qu'on n'arrivera pas à l'isolement des blessés par l'administration publique.

Ainsi, messieurs, en logique, l'administration publique ne peut remplir efficacement le rôle qu'on lui donne; en fait, elle ne le remplit pas.

C'est donc en dehors des voies officielles qu'il faut chercher les moyens d'isoler les opérés.

Heureusement, en dehors de l'action administrative, commencent à se montrer les premiers éléments d'une solution dans l'avenir.

A peine l'idée de mutualité s'était-elle dégagée avec quelque précision du cerveau des philosophes que le peuple, plus prompt à l'action qu'à la parole, s'en est emparé; et, la fécondant de sa puissance plastique, il en a fait une institution.

Ainsi ont été engendrées les sociétés de secours mutuels qui, datant de quelques années seulement, comptent six millions de membres en Angleterre et sept cent mille en France. Plusieurs d'entre elles sont assez prospères pour pouvoir effacer bientôt de leur titre le nom de secours et s'élever à la dignité de société d'assurance mutuelle.

Les travailleurs ainsi groupés déposent dans la caisse de leur association une quotité de prévoyance destinée à les garantir contre l'avilissement des salaires et contre le risque d'incapacité de travail, par vieillesse, par chômage ou par maladie.

Contre les progrès de l'âge, ils ont créé la pension de retraite.

Contre le chômage, ils se sont ménagé le droit à une allocation journalière.

Et contre la maladie, outre cette même allocation de chaque jour, leurs statuts leur ont assuré les soins médicaux.

Ils n'ont plus qu'à appliquer à la chirurgie les articles de leur règlement relatifs au service de la médecine et à provoquer la création de maisons de santé à chambres unipersonnelles, dans lesquelles, moyennant un prix de journée en rapport avec la fortune de leur association, ils puissent diriger ceux de leurs membres qui n'ont pas de famille.

Ainsi se trouvera résolue, pour les travailleurs réunis en sociétés, la question des opérations en dehors de l'hôpital, plus utilement que ne pourrait jamais le faire l'administration de l'Assistance publique.

Je puise les éléments de ma conviction profonde sur l'efficacité des œuvres de la mutualité, dans la force des institutions naissantes, et dans la netteté de l'idée de leurs fondateurs qui, lors des élections de 1863, écrivaient dans le manifeste des soixante :

« Nous refusons de croire que la misère soit d'institution divine. La charité, vertu chrétienne, a radicalement prouvé et reconnu elle-même son impuissance en tant qu'institution sociale.... Nous ne voulons pas être des assistés, nous voulons devenir des égaux. Nous repoussons l'aumône, nous voulons la justice. »

Ces affirmations de principes sont en ce moment traduites en fait par un certain nombre de sociétés de quartiers et de sociétés de corporations qui ont déjà

joint aux soins médicaux le service de chirurgie et ont,
par libre contrat, confié leurs malades à des médecins,
à des chirurgiens et à des spécialistes de leur choix.

Ainsi, pouvant créer des ressources en rapport avec
ses besoins, formant des unités plus petites que les
grandes collectivités administratives qui sont si lourdes
à mouvoir, si difficiles à tirer de l'ornière creusée par
le règlement, formant, dis-je, des groupes dont l'administration n'excède pas la puissance du centre dirigeant,
l'assurance mutuelle, logiquement, peut résoudre la
question des opérations à domicile ; pratiquement, partout où elle a pu se bien constituer, elle l'a résolue.

Mais, messieurs, d'une part, toutes les sociétés de
secours mutuels sont loin de disposer d'un budget im-
portant ; d'autre part, dans l'ignorance des ressources
de la mutualité, beaucoup de travailleurs se tiennent
en dehors des groupes, et les bienfaits de l'assurance
mutuelle ne s'étendent encore que sur un petit nombre
de malades. En attendant que le principe de mutualité
ait fait assez de progrès pour que tous les hommes
puissent se garantir eux-mêmes contre le risque d'hôpital, il faut que tous les esprits éclairés, dont les aspira-
tions savent dépasser l'intérêt personnel et limité, tra-
vaillent à porter au domicile de l'indigent les secours de
la chirurgie tels qu'ils sont donnés dans la demeure du
riche.

En un mot, entre les velléités défaillantes de l'assistance publique qui finit et les efforts naissants de l'assurance mutuelle qui commence, il y a place pour l'initiative privée.

Tous les élans de l'initiative privée, qui se traduisent
par secours personnels ou de gardes-malades suppléant
la famille, par secours matériels créant le bien-être in-

dispensable à la guérison, par secours de parenté, d'a-
mitié, d'humanité, peuvent être stérilisés par le défaut
d'organisation des secours de l'art.

Je m'explique. Un ouvrier est blessé dans un chan-
tier, dans un atelier. Il est transporté dans son domicile. Sa femme lui prodigue ses soins. Son patron offre
de pourvoir aux besoins matériels. Un chirurgien d'hôpital est appelé. Il reconnaît la nécessité de l'intervention chirurgicale et déclare qu'une opération, qu'un
traitement chirurgical ne peuvent se faire qu'à l'hôpital
où tout est organisé dans ce but, où, en cas d'hémorrhagie, un interne résidant donne les premiers secours,
et le malade est transporté à l'hôpital.

Mais pourquoi une opération, un traitement chirurgical ne pourraient-ils se faire dans la demeure de l'ouvrier comme ils se font au domicile du patron, au
chevet duquel on ne songe pas à mettre un interne
résidant ?

Parce que les chirurgiens d'hôpitaux sont identifiés
avec l'administration à laquelle ils appartiennent et que,
comme elle, ils trouvent plus commode de donner à la
hâte leurs secours à tous les malheureux réunis dans
une salle que d'aller les distribuer isolément à chacun
dans sa demeure.

Si les chirurgiens d'hôpitaux proclament dans tous
leurs discours l'insalubrité de leurs salles à l'égard des
blessés, tandis que par leurs actes ils s'évertuent à les
amener sans cesse dans ces redoutables agglomérations;
s'ils ont assez de clairvoyance pour signaler le mal et
s'ils manquent de résolution pour le combattre, il faut
en face des organes chirurgicaux de l'assistance publique, constituer les organes chirurgicaux de l'assistance privée.

C'est parce que l'assistance privée manque d'organes chirurgicaux autorisés, que, de nos jours, pour distribuer les secours de la chirurgie au domicile des indigents, toutes les tentatives de l'initiative privée viennent se heurter contre des difficultés d'exécution qui font fléchir les plus fermes volontés.

De là s'est accréditée cette double erreur :

Q'il est impossible d'opérer les pauvres en dehors des hôpitaux, où succombent presque tous les opérés ;

Qu'à ce merveilleux résultat se trouvent liés tous les progrès de la chirurgie.

Il fut un temps, Messieurs, où on regardait comme impossible de guérir les malades sans les amener dans les temples d'Esculape.

Là seulement pouvait être exercé et perfectionné l'art de guérir.

Pas plus qu'aujourd'hui, il n'était facile alors de combattre l'opinion reçue sur cette première forme de l'Assistance publique.

Elle fut combattue ; et alors, comme toujours, la lutte persévérante fit contre l'erreur prévaloir la vérité.

Dès l'origine des sociétés humaines, en effet, et en dehors de l'action publique, apparaît un fait qui s'est perpétué jusqu'à nous et qui nous révèle expérimentalement un mode utile de secours.

Lorsque, pour les esprits pénétrés des premières clartés de la raison humaine, il fut bien démontré qu'aucun moyen de persuasion n'amènerait à résipiscence les prêtres d'Esculape qui avaient sans doute leurs raisons pour attirer les malades dans les temples, ils appliquèrent leur intelligence à l'observation des phénomènes ; ils substituèrent à l'intervention du surnaturel les données fournies par l'étude des réalités ;

ils portèrent dans la demeure des malades les secours dictés par l'expérience ; ils multiplièrent leurs observations et, les utilisant dans un but d'instruction, ils formèrent des disciples et furent ainsi les véritables initiateurs de l'enseignement médical pratique, de la clinique de la ville, de la policlinique (πολίς ville, κλίνη lit).

En commençant cette conférence j'ai essayé de vous donner une vue sommaire de la succession des faits qui ont amené les malades à la porte des temples, dans les temples même, puis dans des salles annexes remplies de lits et enfin dans les hôpitaux ; permettez-moi, en la terminant, de faire une simple mention des actes contemporains qui, par l'initiative privée, s'accomplissaient parallèlement en dehors de ces asiles publics.

Tandis que les prêtres attiraient les malades dans les lieux consacrés au culte, les philosophes, dont les études embrassaient alors toutes les connaissances humaines, avaient dirigé leur observation sur l'homme sain et malade, et ils ne tardèrent pas à faire aux prêtres une concurrence sérieuse dans l'exercice de l'art de guérir.

Pythagore avait fait une étude particulière de la médecine au dire de Diogène de Laërte, et, suivant Appollonius de Tyane, la médecine était une des sciences que ses disciples devaient apprendre.

Par la création de son institut, Pythagore avait placé une corporation de philosophes-médecins en face de la corporation des prêtres-médecins ; et lorsque la communauté pythagoricienne, exerçant son influence au profit de ses visées politiques, eut été dissoute par un mouvement populaire, ses membres, chassés de Crotone et dispersés, se signalèrent dans tous les lieux de leur passage par des cures remarquables.

Ils firent plus.

Déliés du serment d'initiation, ils publièrent leurs connaissances médicales dans des écrits qui eurent un grand retentissement; ils s'érigèrent en médecins civils et furent appelés médecins *periodeutes* ou ambulants. Ainsi, de l'école de Pythagore sortirent les premiers policliniciens, les premiers médecins libres qui allèrent soigner les malades à domicile, écrivant et enseignant leur art, qu'ils convertissent en art public.

Au premier rang des élèves de Pythagore et des continuateurs de sa révolte, il faut placer Démocède de Crotone, gendre de Milon l'athlète, Alcméon, Acron, Empédocle qui, à sa sollicitude pour les intérêts particuliers de ses malades, sut allier le souci des utiles applications de l'hygiène publique en travaillant à l'assainissement de Sélinonte et d'Agrigente.

Ce nouveau mode de secours conquit bientôt les faveurs de l'opinion et, le vide se faisant dans les temples, les Asclépiades eux-mêmes furent entraînés à suivre l'exemple des Pythagoriciens.

Ainsi fut préparé par le philosophe de Samos le terrain sur lequel a pu s'élever l'édifice hippocratique.

Ce n'est point en effet parmi les représentants officiels de la médecine sacrée de son époque que doit être classé Hippocrate, mais bien parmi les médecins libres ne relevant que de leur spontanéité. Nous ne le voyons point comme les prêtres confiné dans les temples; il n'y exerça jamais son action, mais, à l'exemple des philosophes, il parcourt les divers pays pour accroître ses connaissances. Il pratique successivement son art dans les diverses villes de la Thessalie, de la Thrace, du Péloponèse, et partout c'est dans son iatrion, ou salle de consultations, qu'il donne ses conseils et pratique les opérations, ou bien au lit de ses malades.

Si, sans pouvoir échapper aux habitudes de son temps, d'un côté la forme aphoristique des propositions qu'il soutient rappelle le style sentencieux des oracles, d'un autre côté sa théorie des jours critiques n'est pas sans rapport avec l'influence des nombres préconisée par l'Ecole de Crotone.

Les pythagoriciens avaient délivré l'art de guérir des pratiques superstitieuses du sacerdoce pour le jeter dans le dogmatisme philosophique; Hippocrate a eu le mérite de l'affranchir des idées spéculatives des philosophes, d'en faire un ensemble de connaissances spéciales, une spécialité, et de baser sa doctrine sur l'observation des faits et sur leur appréciation rationnelle. Ses écrits nous apprennent que c'est au lit de ses malades qu'il a puisé ces faits; que ses malades n'étaient point réunis dans un établissement ni religieux ni civil; qu'ils étaient répandus dans les divers quartiers de la ville; en un mot, nous le voyons recueillir ses observations en faisant de la clinique en ville, de la policlinique. Chaque observation contient même l'indication et quelquefois l'adresse exacte de la maison habitée par le malade.

A Thasos, île de la mer Egée, il est appelé auprès de la femme d'Epicratès, logée chez Archigétès, qui fut prise d'un frisson violent étant sur le point d'accoucher.

Il va chez les frères d'Epigène, logés auprès du théâtre;

Chez Pantaclès, qui demeurait près du temple de Bacchus;

Chez Phanocrite, demeurant dans la maison de Gna-
thon le peintre ;

Chez la servante de Scymnus le foulon ;

Chez Erasinus, qui demeurait auprès du fossé du
Bouvier et qui fut pris d'une forte fièvre après souper ;

Chez Mélidie, qui demeurait auprès du temple de
Junon ;

Chez une femme qui demeurait sur le marché des
Menteurs.

Sollicité par les Abdéritains, il vint visiter Démocrite,
qu'on voyait errer la nuit au milieu des tombeaux,
cherchant, suivant Cuvier, des pièces d'ostéologie, et,
pendant son séjour, Hippocrate est appelé chez une
jeune fille qui demeurait dans la Voie sacrée d'Abdère et
qui fut prise d'une fièvre ardente ;

Puis chez Anaxion, qui était alité près de la porte de
Thrace.

Ces indications établissent seulement qu'Hippocrate
allait visiter les malades à domicile, mais nous avons
la preuve que sa sollicitude s'étendait à toutes les classes
de la société. En effet, au point de vue de la profession
à laquelle appartenaient les malades d'Hippocrate, nous
voyons des cordonniers ou corroyeurs, des agoranomes
ou surveillants du marché, des mineurs, des vignerons,
des foulons, des tailleurs de pierres, des grammairiens,
des précepteurs, des gardiens de palestre, des cuisiniers,
des jardiniers, des palefreniers, des pugilistes, des surveillants de navire, des marchands.

Et, dans ses observations, les pauvres occupent une
place si considérable que M. Rossignol, remarquant que
parmi les malades d'Hippocrate se trouvent des esclaves,
des servantes, des ouvriers, des manœuvres, se demande

si Hippocrate n'a pas été simplement un médecin des pauvres, soit par choix de sa part, soit parce que les riches ne voulaient pas par orgueil choisir pour médecin le médecin des pauvres.

Cette manière de voir ne paraît point exacte à M. Littré, puisque Hippocrate est appelé en même temps dans les familles les plus riches et à titre de médecin habituel.

Il est, en effet appelé :

Auprès de la nièce de Téménès,

Auprès du garçon de Téménès,

Auprès de la femme de chez la sœur de Téménès,

Auprès de l'homme de chez la nièce de Téménès.

Et ailleurs :

Chez Apemante,

Chez la femme du frère d'Apemante,

Chez la femme d'Apemante,

Chez le garçon de la femme sœur d'Apemante.

On voit par ses observations, ajoute M. Littré, qu'il s'agit d'un médecin praticien dont la clientèle est faite et fréquemment appelé au sein des mêmes familles.

C'est donc dans la policlinique qu'ont été puisés les faits qui servent de base à la médecine hippocratique et, en même temps qu'Hippocrate exposait les lois générales de la médecine dans les leçons orales qu'il faisait à son iatrion, il conduisait ses élèves au lit de ses malades pour les initier à tous les secrets de la pratique de son art. Ainsi ont été instruits Polybe, son gendre, qu'il désigna comme le continuateur de son enseignement, Thessalus et Draco, ses fils, et, parmi ses autres disciples, Prodicus, Appollonius et Dixippe.

De la Grèce, la policlinique passa à Rome, où, un siècle avant Asclépiade, le médecin et le familier de

Cicéron, nous voyons le chirurgien grec Archagatus établir dans le carrefour d'Icilius son iatrion ou dispensaire et se consacrer au traitement des blessés qui venaient réclamer ses soins.

C'est dans la policlinique que Galien a recueilli aussi ses observations, et la preuve que cette pratique n'était pas seulement celle des hommes marquants, mais qu'elle était générale, c'est que quelques années avant Galien, Symmaque, qui a vécu à peu près de Titus à Trajan, pratique aussi la policlinique, conduisant ses élèves auprès de ses malades, parmi lesquels nous rencontrons le poëte Martial qui, dans son livre V, *épig.* 9, se plaint de ce cortége de disciples tâtant tour à tour le pouls et le ventre aux malades avec leurs mains gelées par l'aquilon.

> Languebam : sed tu comitatus protinus ad me
> Venisti centum, Symmache, discipulis.
> Centum me tetigere manus aquilone gelatæ
> Non habui febrem, Symmache, nunc habeo.

Dix siècles plus tard, lorsque, sous l'inspiration des Arabes, les Siciliens fondèrent l'Ecole de Salerne, il est dit dans les règlements de Frédéric II que l'élève fera un an de stage chez un praticien expérimenté; ce qui prouve, suivant la remarque de Daremberg, qu'il n'y avait pas de clinique dans les hôpitaux, mais seulement en ville.

En France, les chirurgiens officiels de la confrérie de Saint-Côme se bornaient à l'emploi des topiques, dédaignaient de s'occuper des fractures et des luxations. Ils laissaient aux barbiers les petites opérations et aux inciseurs les grandes; et, à l'exemple de Jean de Vigo à Rome, ils prescrivaient d'abandonner aux *vagabundis et peregrinantibus chirurgicis* la taille, les hernies, la cataracte. Et ce sont ces barbiers et ces inciseurs, ces tailleurs de pierres et ces abatteurs de cataractes, ce sont ces opérateurs ambulants qui, libres dans leur pratique, substituant à la dialectique la méthode d'observation, continuent la tradition de la policlinique et sont, suivant l'expression de Malgaigne, les véritables rénovateurs de la chirurgie française; c'est de leur sein que sortent les deux plus grandes renommées chirurgicales du seizième siècle, Ambroise Paré et le chirurgien provençal Franco.

C'est à la pratique de la policlinique qu'est due la plus grande illustration médicale de la Grande-Bretagne au dix-septième siècle, Sydenham. C'est en allant visiter les malades du populeux quartier de Westminster, à Londres, qu'il a recueilli toutes ses observations.

Pour m'en tenir uniquement à l'initiative privée, exempte de tout appui administratif, je ne puis citer la policlinique du professeur Baldinger, créée à Gœttingue en 1773, ni celles créées à Erlangen en 1779, à Halle en 1788, à Iéna en 1791, ni celles de Hambourg et de Hanovre; mais je puis citer la Société philanthropique, fondée à Paris à la fin du dix-huitième siècle par l'intiative privée. Ses dispensaires, répartis dans les divers quartiers, continuent aujourd'hui encore à porter au domicile des pauvres les secours de la médecine et de la chirurgie. Plusieurs de ses médecins ont pratiqué la policlinique, notamment le docteur Martin-Magron, qui soignait les malades et les opérait dans leur demeure, conduisant avec lui ses élèves, parmi lesquels nous remarquons le docteur Passant, un des partisans les plus résolus de l'organisation des secours de la chirurgie à domicile, et le docteur Godard, si prématurément enlevé à ses intéressantes études sur l'appareil génital.

Je puis citer encore, au nombre des électro-thérapeutes

qui, concentrant leur observation sur un appareil jusqu'alors incomplètement exploré, ont fait faire des progrès sérieux à la kinésithérapie, je puis, dis-je, citer mon
honorable ami, le docteur Duchenne (de Boulogne) qui,
deux fois par semaine, reçoit les malades pauvres dans son
domicile privé et qui pratique ou fait pratiquer par ses
élèves à domicile l'application de l'léectricité et les opérations de ténotomie. Le nom seul de ce savant policli-
nicien suffit pour prouver qu'en dehors de tout titre
officiel, et par la seule puissance du travail et de la
volonté, on peut rendre des services à la science et ho-
norer sa vie.

Mais je puis invoquer surtout les nombreuses policliniques sédentaires des oculistes à Paris. Elles ont aujourd'hui acquis assez d'importance pour enlever à
l'hôpital le plus grand nombre des maladies des yeux.
En même temps que ces policliniciens servent, de la
manière la plus utile, les intérêts des malades pauvres,
ils deviennent les organes les plus écoutés dans l'enseignement de la pathologie oculaire.

Ce que les oculistes ont fait, les chirurgiens qui s'occupent des maladies des voies urinaires sont sur le point
de le réaliser. Et il est permis d'espérer que tous les
chirurgiens qui, avec une instruction préalable sérieuse,
limiteront leur champ d'observations sur un seul appareil organique, arriveront par la pratique de la policlinique à rendre les mêmes services aux malades que les
oculistes et à acquérir dans la science la même autorité.

Ainsi, messieurs, dans tous les temps, dans tous les
lieux, depuis les premiers efforts de l'esprit humain
jusqu'à ce jour nous voyons la policlinique secourir les
indigents en dehors des asiles publics, porter au domicile des pauvres les secours de la médecine et de la

chirurgie et recueillir des observations qui n'ont pas été inutiles aux progrès de la science.

De même que la charité privée est toujours restée puissante et active en face de la charité publique, de même la policlinique en face des hôpitaux ; et aujourd'hui, où l'impossibilité de faire des hôpitaux, des établissements utiles à l'humanité apparaît à tous les esprits, c'est par la policlinique qu'il faut reprendre à fond la question des secours aux malades.

Et ici aux jeunes chirurgiens qui désirent entrer dans les voies de la policlinique, je suis heureux de pouvoir signaler un auxiliaire utile dans l'œuvre des sœurs gardes-malades des pauvres à domicile, dont le chef-lieu est à la rue Violet. Fondée, il y a quelques années à peine, dans le but de permettre aux indigents de rester malades au sein de leur famille, au lieu de s'exiler à l'hôpital, cette œuvre, due à l'initiative de quelques dames généreuses et ayant à sa tête une femme de mérite qui la dirige avec intelligence, compte aujourdhui, quarante-quatre-gardes malades qui, sans aucune rétribution, soignent indistinctement les hommes et les femmes et qui, lorsque la femme est malade, la conservent à son foyer, la secourent, soignent les enfants, font le ménage, préparent les repas, suppléent la mère, en un mot, au dedans et au dehors.

Avec le concours de cette noble institution, et par la la multiplication de ses œuvres, la policlinique, utilisant les ressources matérielles et intellectuelles émanées de la sollicitude privée, assistera les indigents isolés et les membres des sociétés de secours mutuels dont la fortune, en voie de formation, ne peut encore atteindre les conditions de l'assurance; elle préparera les organes chirurgicaux de l'assurance mutuelle et réalisera ainsi la tendance que Ricardo impose à toute œuvre de charité en disant: « Aucun plan pour secourir l'indigence ne mérite attention, s'il ne tend à mettre les pauvres en état de se passer de secours· »

Pour résumer notre pensée, nous dirons:

Que d'après des enseignements du passé, il ne faut pas compter sur l'assistance publique pour organiser utilement l'œuvre de la chirurgie à domicile.

Que, pour le présent, il faut, par l'assistance privée, organiser la policlinique chirurgicale qui, *limitée*, enlèvera quelques malades à l'hôpital, qui, *développée*, en soustraira un grand nombre, et qui, *généralisée*, peut affranchir tous les blessés de l'assistance hospitalière.

Que, pour l'avenir, un contrat bilatéral passé entre les sociétés d'assurance mutuelle, unités d'ordre économique, et les policliniques, unités d'ordre chirurgical, résoudra de la manière la plus digne la question des opérations en dehors de l'hôpital.

La réalisation des espérances qu'il est permis de concevoir sur les œuvres de l'assurance mutuelle, en ce qui concerne les hommes, paraît encore bien éloignée à l'égard des femmes; car si les hommes sont sur le point de se libérer malades par la prévoyance, comme ils se sont affranchis valides par le travail, si, avec la responsabilité comme principe et la mutualité comme moyen, les hommes ont la faculté de s'assurer contre le risque d'hôpital, les femmes commencent à peine à se réunir en sociétés et sont encore loin d'avoir réalisé, dans leurs groupes, les ressources matérielles suffisantes pour leur permettre de pourvoir à leurs besoins pendant la maladie.

A elles seules il appartient, par la libre discussion de

leurs intérêts et le sage emploi de leurs économies, de se libérer définitivement de l'assistance publique. Aucun pouvoir public n'est capable de se substituer à leur responsabilité ni à leur prévoyance. Mais il n'est pas interdit aux particuliers de s'intéresser à leurs efforts, et il n'est que juste, en attendant qu'elles aient constitué leur assurance mutuelle, de chercher à en soustraire le plus grand nombre possible à l'influence malsaine du séjour de l'hôpital. C'est pour concourir à ce but, dans la mesure de nos forces, que nous avons institué cette policlinique, et c'est pour arriver à un résultat utile que nous avons limité notre intervention aux opérations nécessitées par les maladies chirurgicales de la femme.

Chaque jeudi à neuf heures du matin, nous recevons les femmes qui s'adressent à nous et nous dirigeons leur traitement, en nous conformant aux trois conditions de la pratique de la ville:

1re *condition*. — Si elles sont atteintes de lésions qu'on peut opérer dans la salle des consultations, nous y procédons immédiatement. C'est ainsi que nous pratiquons la réduction et la contention des déplacements utérins, l'incision des abcès du sein.

2e *condition*. — Si elles sont affectées de lésions qu'on ne peut opérer qu'au domicile de la malade, après nous être assuré que dans sa demeure la femme trouvera les aliments, le linge, le chauffage, les soins d'une garde-malade, nous fixons le jour et l'heure de l'opération. Ainsi opérons-nous les tumeurs du sein: kystes, tumeurs tuberculeuses, adénomes, épithéliomes, cancers; les polypes de l'utérus, les cancers utérins, les kystes de l'ovaire, les fistules vésico-vaginales.

3e *condition*. — C'est la condition des femmes atteintes d'affections aiguës qui les retiennent alitées, telles que hématocèles suppurées, abcès péri-utérins, et chez lesquelles nous nous rendons sur l'invitation du médecin du bureau de bienfaisance ou de tout autre médecin qui les soigne.

Telles sont les conditions dans lesquelles nous avons pratiqué et nous pratiquons chaque jour les opérations les plus simples et les plus graves de la chirurgie génitale, et je suis heureux de pouvoir, à l'appui de mes observations personnelles, citer l'opinion de M. le Dr Boinet, qui, depuis plus de trente ans, pratique la chirurgie des pauvres, et surtout la chirurgie de l'appareil génital de la femme, et de M. le Dr Dusseris, qui depuis longues années a suivi son exemple. Tous les deux, pratiquant chez les indigents et avec des succès remarquables, des ovariotomies, des fibrotomies, des amputations, des résections, ont donné une réponse sans réplique à ceux qui disent qu'on ne peut opérer les pauvres que dans les hôpitaux.

Ayant entrepris la même démonstration pratique, j'ai éprouvé une grande satisfaction en apprenant qu'avant moi deux chirurgiens, aussi expérimentés, avaient été poussés dans la même voie par la même force de conviction.

Notre mission ne nous paraît point complètement remplie lorsqu'après avoir opéré une malade, elle vient à succomber, ou bien lorsqu'elle succombe à une lésion qui nous a paru trop avancée ou trop obscure pour être opérée.

Nous devons rechercher les causes de la mort, nous rendre compte du mécanisme de sa production, nous assurer si la nature de la maladie peut exercer sur la descendance une influence héréditaire, et rédiger un procès-verbal d'autopsie, qui, communiqué à propos au chirurgien appelé plus tard auprès des enfants d'une femme défunte, puisse lui permettre de sauver quelquefois la fille d'une maladie dont on n'a pu guérir la mère.

Si la défunte est sans enfants, il ne faut pas oublier, Messieurs, que notre sollicitude doit dépasser le fait actuel et particulier, et que nous sommes chargés de veiller aux intérêts de la science, qui sont ceux de l'humanité. Le fait obscur que nous n'avons pu analyser, la tumeur dont nous n'avons pu indiquer la nature aujourd'hui, peut se présenter encore à notre observation, et l'autopsie que nous faisons en ce moment peut nous permettre de sauver une femme demain.

A l'exception des grands personnages et des rois, on est dans l'habitude de ne faire des autopsies qu'à l'hôpital, souvent sur des personnes sans famille ou bien sur des malheureux dont la famille ne sera pas appelée à retirer les avantages de l'ouverture du corps. Elle n'en connaîtra pas même les résultats.

Cependant pour ceux qui pensent, et je suis du nombre, que toute maladie est primitivement locale, il y a quelque raison de croire que le chirurgien, tenu en éveil par la connaissance des antécédents héréditaires, pourrait, dans quelques cas, arrêter la marche d'un cancer par la destruction opportune de la manifestation initiale du mal.

Aussi, serait-il à désirer que chaque famille fît procéder à l'autopsie de chacun de ses membres défunts, et, si elle ne le fait pas, cela ne peut s'expliquer que par l'ignorance dans laquelle elle se trouve de ses véritables intérêts. Il nous appartient de répandre sur ce point quelque lumière et de provoquer dans la mesure de notre influence, l'habitude de faire les autopsies. Confrontant alors les manifestations symptomatiques observées pendant la vie avec les lésions physiques révélées par l'ouverture des corps, nous rassemblerons les éléments les plus précieux pour l'édification de la physiologie pathologique, cette science qui seule peut nous amener à appliquer avec précision les moyens de traitement.

A ceux d'entre vous qui seraient tentés de ne voir dans mes paroles qu'une affirmation théorique, je répondrai que, dans ma clientèle privée comme dans ma policlinique, je ne laisse mourir aucune femme à laquelle j'ai donné mes soins sans réclamer l'autopsie ; et je dois ajouter que, dans la plupart des cas, il m'a suffi d'invoquer, suivant les situations, soit l'intérêt de la famille, soit simplement l'intérêt humain pour obtenir l'assentiment et l'approbation de la parenté.

Ainsi, avec la conviction profonde de l'utilité des examens cadavériques, on les fait accepter de la famille, même aujourd'hui où on est obligé d'y procéder dans la chambre mortuaire.

Mais à présent que, par notre propre expérience, nous avons acquis la certitude que l'importance de l'ouverture des corps est immédiatement saisie par les esprits qui y étaient le moins préparés, nous pensons qu'il faut agir pour réaliser des conditions moins défavorables que celles de l'appartement même où se trouve la famille, et j'espère qu'il sera possible d'amener des administrateurs éclairés à construire des salles d'autopsie dans chaque nécropole.

Ces réflexions nous amènent à vous dire que les intérêts de l'enseignement ne seraient point nécessairement compromis si, s'exerçant en dehors de l'hôpital, a chlirurgie passait tout entière dans la policlinique.

Mettant notre bonne volonté au service de nos convictions, du 1er novembre au 31 août, après la consultation, chaque jeudi, à onze heures du matin, nous faisons une conférence pratique à laquelle sont admis les médecins, les élèves et les sages-femmes, et dans laquelle nous recevons toutes les communications relatives à l'objet de notre pratique et de notre enseignement.

Un cours particulier comprenant l'exposition méthodique des maladies chirurgicales de l'appareil de la génération et de l'appareil de la lactaction, a lieu le vendredi et le samedi à neuf heures du matin, et, après la leçon, nous allons avec nos élèves pratiquer les opérations au domicile de nos malades. Là est le véritable siége de notre policlinique : dans toutes les mansardes où il y a une femme à opérer et à soustraire à l'influence de l'hôpital.

Après vous avoir indiqué, Messieurs, les considérations qui m'ont déterminé à instituer cette policlinique, après vous avoir montré que, pour être de quelque utilité aux malades, il n'est point nécessaire d'avoir à sa disposition un monument public, mais qu'il suffit de leur ouvrir quelques instants un modeste domicile privé, permettez-moi d'espérer que ce que je fais aujourd'hui sera réalisé bientôt par chacun de vous et que, par nos communs efforts, nous arriverons à rendre des services de plus en plus importants aux malades, en développant les œuvres de la policlinique.

Paris. A. Parent, imprimeur de la Faculté de Médecine, rue Mr-le-Prince, 31

www.ingramcontent.com/pod-product-compliance
Ingram Content Group UK Ltd.
Pitfield, Milton Keynes, MK11 3LW, UK
UKHW031802170726
13836UKWH00003B/1141